DE LA

GÉNÉRALISATION DES LYMPHADÉNOMES

DANS LE TISSU CELLULAIRE SOUS-CUTANÉ

PAR

Émile CHOISEAU,
Docteur en médecine de la Faculté de Paris.
Ex interne des hôpitaux de Rouen,
Lauréat de l'Ecole de médecine de Rouen,
Prix H. Pillore (Médaille d'or), 1879.

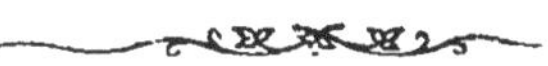

PARIS
A. PARENT, IMPRIMEUR DE LA FACULTÉ DE MÉDECINE
A. DAVY, successeur
31, RUE MONSIEUR-LE-PRINCE, 31

1881

DE LA

GÉNÉRALISATION DES LYMPHADÉNOMES

DANS LE TISSU CELLULAIRE SOUS-CUTANÉ

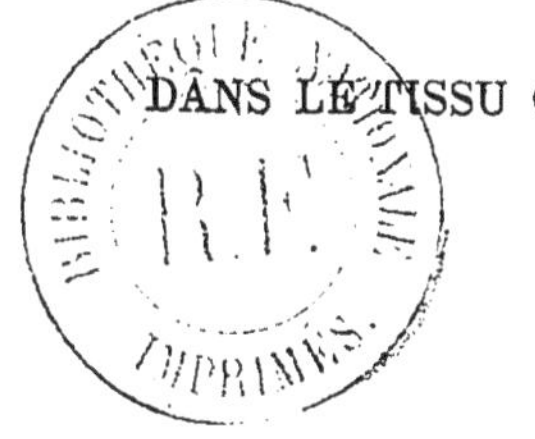

PAR

Émile CHOISEAU,
Docteur en médecine de la Faculté de Paris.
Ex-interne des hôpitaux de Rouen,
Lauréat de l'Ecole de médecine de Rouen,
Prix H. Pillore (Médaille d'or), 1879.

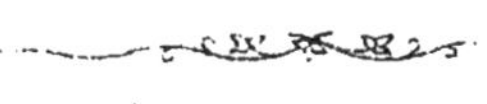

PARIS
A. PARENT, IMPRIMEUR DE LA FACULTÉ DE MÉDECINE
A. DAVY, successeur
31, RUE MONSIEUR-LE-PRINCE, 31

1881

DE LA

GÉNÉRALISATION DES LYMPHADÉNOMES

DANS LE TISSU CELLULAIRE SOUS-CUTANÉ

INTRODUCTION.

Au commencement de l'année 1879, il nous a été donné d'observer à l'Hôtel-Dieu de Rouen, dans le service de M. Duménil, un cas de lymphadénome, cas curieux à cause de la localisation des tumeurs qui avaient pour siège le tissu cellulaire sous-cutané.

Ce fait a été pour nous l'origine de recherches sur les néoplasies lymphatiques. Nous n'avons pas eu à remonter bien loin, car ces tumeurs n'ont commencé à être bien étudiées qu'à partir de 1872, sous l'impulsion de MM. Verneuil (1), Trélat, Giraldès et Panas. Depuis, les observations se sont multipliées, mais presque toutes ont trait à des hyperplasies ganglionnaires, Audineau (1872), Grocler (1873), Goglioso (1874), Darasse (1876) ou à la lymphadénie cutanée (2), amygdalique et intesti–

(1) Bulletin, Société chirurgie, 1872.
(2) Thèse de Paris. Gillot, 1868; Demange, 1874.

nale, c'est-à-dire à des lymphadénomes hyperplasiques développés dans des régions où le tissu adénoïde de His existe normalement.

En 1873, M. Heurtaux de Nantes a publié dans la Gazette hebdomadaire un cas de tumeurs lymphadéniques limitées au bras et à l'avant-bras, sans retentissement ganglionnaire, et qui siégeaient, pour la plupart, dans le tissu cellulaire sous-cutané.

Nous avons trouvé une observation de lymphadénome généralisé publiée par M. Teissier de Lyon (Lyon médical 1879, p. 599) où plus de cinq cents tumeurs existaient sous la peau. Nous rapporterons ces deux observations très intéressantes au cours de cette étude.

Enfin, nous avons consulté avec fruit le travail de MM. Monod et Terrillon (1) sur le lymphadénome testiculaire où, dans deux cas, les sujets ont présenté comme complication rapide des tumeurs lymphatiques sous-cutanées à la face, à la tête, et au devant du sternum.

Ce sont les seules sources où nous ayons pu puiser des renseignements sur les lymphadénomes hétéroplasiques.

Voici comment nous diviserons notre sujet :

Nous décrirons d'abord succinctement le tissu réticulé ou adénoïde de His ; puis, nous ferons en peu de mots l'historique de la question des lymphadénomes, en ne faisant que mentionner les formes connues depuis longtemps, « leucocythémie, adénie, hypertrophie ganglionnaire localisée » ; nous rapporterons ensuite l'observation qui a été l'occasion de ce travail en la faisant suivre de celles de MM. Heurtaux et Teissier, ces observations étant appuyées d'un examen histologique des tumeurs. Nous passerons après à la symptomatologie

(1) Arch. gén. de méd., 1879.

et nous insisterons sur le diagnostic différentiel qui, dans notre observation personnelle, a présenté quelque difficulté pendant la vie.

Nous n'aurons que très peu de mots à dire quant au pronostic et au traitement.

Enfin nous poserons des conclusions.

I.

Sous le nom de tissu adénoïde, His a décrit un tissu qui est très répandu dans l'économie ; il est constitué par un reticulum conjonctif dont les mailles sont remplies par des cellules lymphatiques.

Frey (1), à son exemple, le classe parmi les tissus de substance conjonctive, entre le tissu muqueux et le tissu réticulé des centres nerveux.

Mais, tandis que dans le tissu muqueux les mailles du réseau sont remplies par un liquide sans éléments figurés, renfermant seulement de la mucine ou un corps analogue, et que dans le tissu nerveux ces mailles contiennent les éléments nerveux, tubes et cellules, dans le tissu adénoïde ou cytogène, ce sont des éléments en tout semblables à ceux de la lymphe qui sont renfermés dans les mailles du réseau ; le contenu est donc aussi nécessaire que le reticulum pour caractériser ce tissu. Il constitue la masse folliculaire des ganglions lymphatiques, les corpuscules de Malpighi dans la rate, les plaques de Peyer et les follicules clos de l'intestin. Dans

(1 Traité d'histologie.

l'estomac, les recherches de Loven ont démontré qu'il existait des lacunes lympathiques extrêmement nombreuses autour des vaisseaux et des glandes. Il faut y ajouter les amygdales,les follicules de la base de la langue, le corps thyroïde (1), le thymus, les gaines lymphatiques des petits vaisseaux du cerveau (2). On peut donc dire qu'il forme la base des organes désignés aujourd'hui sous le nom d'hématopoiétiques.

Pour la préparation histologique du tissu adénoïde, nous ne saurions mieux faire que de rappporter la méthode de M. Ranvier. « On prend un ganglion lymphatique, par exemple, et, après l'avoir fait durcir dans une solution saturée d'acide picrique, on pratique des coupes fines ; celles-ci sont lavées, traitées au pinceau, et ensuite colorées au picrocarminate d'ammoniaque ; on chasse ensuite les éléments contenus dans les mailles du réseau qui apparaît alors dans toute sa netteté. Ce mode de préparation est également applicable à tous les cas pathologiques. Voici alors ce qu'on aperçoit à un grossissement de 500 diamètres: un reticulum formé de mailles arrondies, polyédriques et communiquant toutes entre elles; ces mailles résultent des anastomoses nombreuses et successives émanant des cellules qui composent le reticulum ; celles-ci, en effet, sont formées par une cellule à plusieurs branches à noyau unique, mesurant de 4 à 6 μ millimètres, avec un ou deux nucléoles Les prolongements envoyés par la cellule se ramifient une ou plusieurs fois et s'anastomosent entre eux ; ces anastomoses constituent les nœuds ; ceux-ci sont appelés *stériles* et ne renferment pas de noyau. Au contraire, ceux qui sont constitués par le corps même

(1) Boéchat. Th. Paris, 1873.
(2) Robin.

de la cellule sont *fertiles*. Ces nœuds fertiles ne sont bien apparents que dans les tissus de nouvelle formation. Dans l'âge adulte du tissu, la cellule se rétracte au centre et le nœud n'est plus marqué que par un simple renflement.

Des capillaires parcourent ce tissu réticulé ; ils sont entourés eux-mêmes par une couche condensée de ce tissu, et c'est de cette couche que partent les fibrilles du reticulum.

Les mailles du reticulum contiennent chacune des corpuscules en nombre considérable ; ils sont parfois tellement serrés qu'on a peine à les enlever avec le pinceau dans toute la préparation. A leur contour irrégulier, à leur aspect granuleux, on les reconnaît facilement pour des corpuscules lymphatiques en tout semblables aux globules blancs de la lymphe et du sang ; l'addition, à l'état frais, d'une goutte d'eau, fait apparaître un noyau unique, très rarement plusieurs (1).

II

Aujourd'hui, on s'accorde à considérer avec M. Jaccoud les lymphadénomes comme le produit d'une diathèse qu'il appelle diathèse lymphogène et que MM. Ranvier, Demange désignent sous le nom de lymphadénie. Ces auteurs comprennent dans ce cadre synthétique non seulement tous les lymphadénomes, quel que soit leur siège, mais encore la leucémie qu'ils considèrent avec Virchow comme un produit secondaire.

(1) Virchow. Path. cellul., p. 210, 4e édit.

Mais, avant d'en arriver à cette conception générale et de dénommer par un seul mot une maladie diathésique dont les symptômes et la marche s'écartent d'un type toujours constant, la découverte de ce complexus commença par celle d'un symptôme, « la leucémie ». En 1832, Hodkin décrivait une affection des ganglions lymphatiques accompagnée d'hypoglobulie.

Dans son observation recueillie en 1839 et publiée seulement en 1853, Barth avait parfaitement entrevu les altérations de la leucocythémie.

Donné, en 1844, constatait que dans quelques cas la coloration anormale du sang provient d'une augmentation dans le nombre des globules blancs. Toutefois, il faut arriver jusqu'en 1845, avec Bennet et Virchow, pour avoir une bonne description de la leucocythémie. Ces auteurs découvrent, en outre, la relation qui existe entre la leucocythose et l'hypertrophie de la rate et des ganglions lymphatiques.

Mais, on vit bientôt que dans certains cas la lésion des ganglions, tout en restant la même, ne s'accompagnait pas de leucémie ; celle-ci perdit alors de son importance dans la détermination de la caractéristique de la maladie.

Bonfils, en 1856, appela l'attention sur l'hypertrophie splénique et ganglionnaire, sans altération du sang. Dans cette pseudo-leucémie (Wunderlich) on vit qu'il existait de nouvelles tumeurs dans le foie, les reins, etc. Puis viennent de nouvelles observations, Leudet (1852-1858), Potain (1861). Enfin, Trousseau réunissant tous ces faits, désigna cette maladie sous le nom d'adénie. Wilks, Pavy, en Angleterre, l'appelèrent « cachexie », « anémie lymphatique ».

Pendant ce temps, l'étude microscopique des altérations anatomiques avait fait de grands progrès, et, quelques années plus tard les histologistes faisaient connaître le tissu lymphatique normal. On eut donc une autre base pour grouper tous ces faits sous un même chef et suivre les altérations dans les différents organes. Les limites du cadre s'agrandirent à mesure que de nouveaux faits se produisirent. Après la rate et les ganglions lymphatiques où la maladie fut d'abord localisée, Virchow, en 1862, signalait des tumeurs lymphoïdes dans l'intestin. « On rencontre des tumeurs leucémiques dans le foie et les reins, mais elles peuvent aussi se rencontrer dans d'autres endroits, par exemple sur la muqueuse du tube digestif, même dans l'estomac (1). »

Wunderlich, en Allemagne, Béhier et Hérard, en France, rapportaient, peu de temps après, d'autres exemples de néoplasies lymphatiques dans l'intestin, que le professeur Béhier voulait réunir sous le nom de leucémie intestinale.

Puis, les amygdales (Wunderlich, Panas), le thymus que Isambert a trouvé hypertrophié, chez un sujet avancé en âge, comme si la glande était revenue à l'état fœtal, le foie (MM. Ollivier et Ranvier), les séreuses (MM. Rendu et Picot) sont venus tour à tour fournir leur tribut à la maladie nouvelle. — Les veines elles-mêmes et les artères ne sont pas épargnées. M. Leudet (2) a trouvé « dans l'épaisseur de la veine cave inférieure, à un pouce au-dessus du foie, une tumeur du volume d'un gros haricot, ayant altéré les tuniques moyenne et interne, et faisant saillie dans l'intérieur du vaisseau ; cette tumeur est molle et présente tous les

(1) Virchow. Gesamm. Abhandl., 1862.
2) Mémoires de la Société biologique, 1858.

caractères des ganglions hypertrophiés et des tumeur leucémiques du foie. »

M. Ranvier démontra le premier qu'on pouvait rencontrer du tissu lymphatique dans les os. Après lui, Neumann (1), Waldeyer (2), Penfick (3) rapportèrent des cas semblables.

Peau. — C'est encore à M. Ranvier qu'on doit d'avoir déterminé la nature de cette singulière affection, appelée par Bazin mycocis fongoïde, et caractérisée par la formation de tumeurs molles, grisâtres ou rouges, occupant la face profonde du derme et aboutissant, la plupart, à l'ulcération. M. Ranvier reconnut qu'elles étaient constituées par du tissu lymphatique interposé entre les mailles du derme sans altération de ce dernier, ce qui explique la singulière propriété que possèdent ces tumeurs de pouvoir rétrocéder et même disparaître (Alibert, Bazin) sans laisser de cicatrices, malgré l'opinion contraire de Gillot (4).

Depuis la thèse de Gillot, on compte cinq nouvelles observations de cette maladie rare, rapportées par MM. Landouzy (5), Debove (6) et Demanges (7). Il s'en trouve actuellement un nouveau cas à l'hôpital Saint-Louis, dans le service de M. Vidal.

Encéphale. — Jusqu'en ces derniers temps, on n'a cité que peu d'exemples de lymphadénomes de l'encéphale. Wagner (1865) en rapporte un cas; mais ce fut une surprise d'amphithéâtre, et l'observation clinique fait com-

(1) Journal d'anatomie physiologique, mars 1867.
(2) Arch. de Heilkmach, 1870.
(3) Virchow. Arch., 1871-1872.
(4) Soc. anat., 1871.
(5) Soc. anat., 1872.
(6) Th. Paris, 1874.

plètement défaut. Dans l'observation que nous avons tirée du *Lyon médical* (1879), le cerveau en était parsemé sur l'origine de tous les nerfs lésés pendant la vie.

Tissu cellulaire sous-cutané. — MM. Cornil (1) et Ranvier indiquent le tissu cellulaire sous-cutané comme pouvant devenir le siège de lymphadénomes. Pour ce qui est de cette localisation spéciale nous n'avons pu trouver, s'y rapportant et par ordre de date, que l'observation de Heurtaut, celles plus récentes de M. Trélat à propos d'un cas de lymphadénome testiculaire (1876); l'observation de M. le professeur Duplay (2), chez un homme atteint d'un lymphadénome des fosses nasales; celle de M. le professeur Guyon (3) (1879); enfin, nous pouvons y ajouter celle de M. Teissier, de Lyon, et la nôtre. Mais, dans tous ces cas, l'envahissement du tissu conjonctif sous-cutané par ces néoplasies lymphatiques n'a pas été identique; dans quelques-uns on n'a observé que deux ou trois tumeurs (Trélat). Chez la malade de M. Heurtaux les lymphadénomes n'ont occupé qu'un membre, le bras et l'avant-bras; ce n'est que dans les deux dernières observations, celle de M. Teissier et la nôtre, qu'on peut voir des exemples de généralisation rapide dans ce tissu, puisque nous avons pu trouver dans les différentes régions du corps jusqu'à 30 tumeurs, non ganglionnaires, et que M. Teissier en a compté plus de 500 chez son malade.

Rappelons de suite, et pour n'y plus revenir, qu'il n'existe pas de ganglions lymphatiques dans le tissu cellulaire sous-cutané, excepté au pli de l'aine. Nous ne pourrions mieux faire, pour appuyer notre dire, que de

(1) Histolog. patholog.
(2) Bulletin. Soc. anat., 1876.
(3) Arch. gén. méd., 1879.

citer les paroles de M. le professeur Sappey, dont l'autorité en pareille matière ne saurait être contestée.

« Les connexions qu'affecte le système lymphatique avec le système veineux ont porté la plupart des auteurs à admettre que les ganglions peuvent être divisés en superficiels ou sous-cutanés, et profonds ou sous-aponévriques. » Cette distinction est fondée pour les ganglions du pli de l'aine, mais c'est la seule région à laquelle on peut l'appliquer; sur tous les autres points du corps les ganglions sont *sous-aponévrotiques*. Les ganglions parotidiens sont tous recouverts par l'aponévrose parotidienne; les ganglions sous-maxillaires par l'aponévrose cervicale superficielle; ceux de l'occiput et de la région mastoïdienne qui semblent au premier aspect sous-cutanés, sont aussi sous-aponévrotiques; il en est de même des ganglions du cou et du tronc. »

Mais, peut-on trouver une explication de cette production hétéroplasique des lymphadénomes ? On pourrait penser qu'il y a là un fait de généralisation semblable à celui qu'on observe dans le cancer par le transport, à distance, d'éléments venant d'un foyer primitif, car on sait que tout tissu peut se généraliser sans prédilection marquée pour envahir un tissu de même espèce. C'est ainsi qu'on voit les ostéomes, les fibromes, etc., se généraliser ; mais on a observé des exemples de lymphadénomes hétéroplasiques dans des cas où il n'existait pas de tumeurs semblables hyperplasiques, des lymphadénomes cutanés, par exemple, sans lésion semblable ailleurs que dans la peau. Mais il y a un fait anatomique dont il faut tenir grand compte dans l'interprétation de ces cas singuliers.

Depuis les travaux de His, Ranvier, Rouget, on admet que le tissu lymphatique a ses origines dans le tissu conjonctif. Les cellules de ce tissu laissent entre elles des interstices dans lesquels circule le suc plasmatique. Ils communiquent avec les capillaires lymphatiques les plus fins, qui vont constituer par leurs anastomoses le premier réseau superficiel. Les voies lymphatiques sont ainsi constituées.

Les séreuses, d'après Recklinghausen et Ranvier, communiquent largement avec les lymphatiques par des pores situés entre les cellules épithéliales ; elles constituent donc de vastes sinus disposés sur le trajet des vaisseaux lymphatiques représentant autour des viscères les espaces lacunaires du tissu conjonctif. N'est-ce pas à cette circonstance qu'on devrait de voir les lymphadénomes se développer dans le tissu cellulaire et sur les séreuses?

A une époque où la structure du tissu adénoïde n'était pas encore connue, quand on croyait à la spécialité des cellules cancéreuses et où la présence du suc dans une tumeur suffisait pour affirmer qu'on avait affaire à un cancer, on a pu mettre au compte de celui-ci certains cas de lymphadénomes; si on ajoute que ces tumeurs sont le plus souvent d'aspect encéphaloïde, que les cellules sur une coupe s'écoulent par le raclage sous forme d'un suc lactescent très abondant, enfin que la marche et le pronostic ne le cèdent pas aux tumeurs les plus malignes, on comprendra que les anciens chirurgiens aient pu faire la confusion.

Lebert, dans son Traité d'anatomie pathologique, t. II, parlant du cancer du tissu cellulaire sous-cutané, dit . « Nous n'avons observé, pour notre compte, que quatre cas de tumeurs cancéreuses sous-cutanées : deux fois chez des hommes, deux fois chez des femmes, leur siège étant une fois sur les parois de la poitrine, deux fois à la cuisse et une fois à l'avant-bras. »

Plus loin, il s'excuse « de ne pouvoir se servir des matériaux qui existaient à ce moment dans la science sur le cancer sous-cutané, à cause de l'incertitude du diagnostic qui l'a frappé dans l'analyse d'un certain nombre d'observations réunies par Walshe (1). »

Il ajoute : « Le cancer sous-cutané peut prendre son origine dans le tissu cellulaire sous-dermatique, ou dans celui qui se trouve entre les muscles. Dans les cas observés par nous il a toujours été *encéphaloïde*, et les éléments microscopiques du cancer y offraient leurs *caractères types*.

« La maladie débute par une petite tumeur superficielle ou profonde qui, indolente au début et occasionnant fort peu de gêne, peut passer inaperçue pendant quelque temps, et ce n'est qu'au moment où elle a pris un certain accroissement, où elle fait saillie sous la peau, et où elle s'accompagne d'élancements et de douleurs plus ou moins vives, que l'attention y est attirée.

« Le diagnostic est très difficile pendant ce temps, et l'on ne peut soupçonner la nature cancéreuse d'une de ces tumeurs que lorsqu'elle présente un accroissement rapide, la mollesse particulière à l'encéphaloïde, des douleurs lancinantes, qui vont en augmentant, et une altération générale de la santé. »

La plupart des symptômes indiqués par Lebert pourraient tout aussi bien s'appliquer à des lymphadénomes qu'au cancer proprement dit, et il est permis de douter que dans plusieurs des cas qu'il rapporte les tumeurs fussent cancéreuses.

1) The nature and Treatment of Cancer. London, 1846.

Dans l'observation suivante, la marche et l'évolution de la maladie qui s'est terminée par la mort au bout de deux mois, l'ulcération de quelques-unes des tumeurs aurait fait penser certainement au cancer, si le microscope n'était venu démontrer qu'il s'agissait là de lymphadénomes développés sous la peau.

Observation I. — Lymphadénomes sous-cutanés multiples siégeant aux membres supérieurs, au cou, au devant de la poitrine, dans la région lombaire, aux membres inférieurs; hypertrophie des ganglions mésentériques, cachexie rapide. — Mort au bout de deux mois.

La nommée Labbé (Marie), âgée de 33 ans, journalière, entre à l'Hôtel-Dieu de Rouen, salle Sainte-Madeleine, le 6 janvier 1879 (service de M. Duménil).

D'une constitution jusque-là très bonne, n'avait jamais été malade. Elle est accouchée deux mois avant son entrée, naturellement, d'un enfant bien portant et qui n'a jusqu'alors présenté aucun signe de maladie. La grossesse s'était très bien passée; dix ou douze jours seulement avant l'accouchement, elle fit remarquer à son mari qu'elle avait dans l'aisselle gauche une petite grosseur. Mais elle n'en souffrait pas et n'y fit plus attention.

Quinze jours environ après l'accouchement un certain nombre de tumeurs se développèrent sur différentes parties du corps, sans que la malade puisse dire exactement dans quel ordre elles se sont dévelopées; cependant on peut croire d'après son rapport qu'elles ont paru d'abord à l'aine et aux parties voisines, puis au cou, ensuite aux bras et aux jambes :

Voici à l'entrée de la malade ce qu'on observe.

Au-dessus du ligament de Fallope, du côté droit, existe une ulcération de 5 à 6 centimètres de diamètre remplie par un énorme bourrelet noirâtre faisant une saillie considérable au-dessus des parties voisines ; les limites entre les parties saines et les parties malades sont très nettes.

Dans le pli génito-crural du même côté il y a une ulcération semblable, mais moitié moins spacieuse et occupée seulement en partie par une fongosité noirâtre, ces ulcérations fournissent un liquide sanieux.

A la partie gauche et moyenne du cou il y a une tumeur hémisphérique du volume d'un gros marron développée immédiatement sous la peau qui est rouge, amincie et présente au centre de la tumeur un commencement d'ulcération. Cette tumeur est molle, de consistance spongieuse et ne donne écoulement à aucun liquide par la pression.

A la partie inférieure et antérieure, au niveau du bord supérieur du sternum, il y a un orifice fistuleux qui conduit dans une cavité sous cutanée à parois violacées et minces.

Sur la partie latérale droite du cou une tumeur analogue à celle du côté gauche mais moins grosse.

A la partie supérieure latérale droite du cou, sur le bord antérieur du sterno-mastoïdien, une tumeur ganglionnaire du volume d'une aveline, ferme et indolente.

Sur la partie latérale gauche du nez, au niveau de la paupière, une tumeur du volume d'une cerise, nettement circonscrite, arrondie, recouverte par la peau amincie et d'un rouge violacé, d'une consistance spongieuse comme les autres tumeurs.

Les membres supérieurs sont parsemés d'un grand nombre de tumeurs de volume variant depuis celui d'un pois à celui d'une amande. Toutes ces tumeurs sont évidemment sous-cutanées, mais sans avoir toutes le même aspect. Les unes sont aplaties, étalées, faisant à peine relief au-dessus des parties voisines et la peau qui les recouvre présente par transparence une teinte légèrement violacée; les autres, plus petites, sont bien limitées, plus saillantes, sans changement de couleur à la peau, mobiles; c'est surtout au-dessus du pli du coude, autour du tendon du biceps, qu'on observe ces dernières tumeurs qui forment là un groupe de six ou huit de chaque côté.

Aux avant-bras, il y a trois ou quatre tumeurs aplaties dont le siège tout en restant sus-aponévrotique est cependant plus profond. La peau n'est adhérente sur aucune de ces tumeurs, mais sur les plus saillantes elle est amincie au centre et moins mobile.

Aux membres inférieurs il y a quelques tumeurs semblables, mais beaucoup moins nombreuses; on en trouve deux ou trois autour du bassin.

Dans l'aisselle gauche une petite tumeur ganglionnaire dure et indolente.

La malade était à son entrée dans un état d'affaissement extrême, pâle, amaigrie, pouls fréquent 120, et faible.

On fut obligé de la sonder dès la première journée et on dut répéter le cathétérisme deux fois par jour jusqu'à la mort. La diarrhée persista jusqu'à la fin. Elle avait sa présence d'esprit et donnait des renseignements précis sur son état antérieur.

Un peu de toux, et à l'auscultation quelques râles peu abondants à la partie postérieure de la poitrine.

Pendant son séjour à l'hôpital, la tumeur de la partie latérale gauche du cou se sphacéla en masse et l'élimination de l'eschare laissa une ulcération à bords amincis et à fond lisse. La tumeur du nez augmenta un peu de volume mais sans s'ulcérer.

Les tumeurs des avant-bras grossirent aussi un peu

mais sans présenter non plus de travail ulcératif. La diarrhée persista, l'affaissement devint de plus en plus marquée, sans délire. Dans les derniers jours survint un épanchement modéré dans la plèvre gauche et la malade mourut le 18 janvier.

La température prise régulièrement matin et soir à partir du 8 janvier a oscillé entre 39° et 40°, ne variant que de deux à six dixièmes du soir au matin.

Autopsie trente-six heures après la mort.

Les tumeurs décrites plus haut siègent, comme il avait été facile de le déterminer pendant la vie, dans le tissu cellulaire sous-cutané. Il est facile de les énucléer. Elles sont constituées par un tissu mou dont la couleur varie du rouge brun au blanc grisâtre, la coupe offre une surface lisse, marbrée sur quelques-unes de taches plus foncées formées par du sang extravasé. Leur consistance peut être comparée à celle de la substance cérébrale.

Examen des viscères. — Dans la cavité thoracique, faible épanchement dans la plèvre gauche. Rien à signaler dans les poumons ; les canaux aériens, larynx, trachée et bronches ne présentent rien non plus de spécial.

Rien dans le péricarde ni à la surface du cœur, les cavités cardiaques ne sont pas examinées.

Le foie est normellement développé et ne présente aucune altération.

La rate est du double environ de son volume normal. La teinte extérieure est d'un brun clair. Son parenchyme a une couleur de brique claire, il a peu de consistance, il est friable, on n'y distingue rien de particulier.

Le pancréas a sa structure normale.

Les reins ne présentent aucune altération.

Rien dans l'estomac ni l'intestin.

Les ganglions du mésentère sont très développés.

Ils forment une agglomération de tumeurs dont les plus grosses ont le volume d'un marron ; on trouve un certain nombre de ces tumeurs enchâssées dans le bord inférieur du pancréas. Leur coupe offre une apparence cérébriforme et donne au raclage un liquide lactescent. Leur consistance est très molle.

Le grand épiploon contient au voisinage de son bord adhérent deux ou trois masses du volume d'une noix analogues à celle des ganglions mésentériques.

Sous le péritoine au niveau du carré des lombes, de chaque côté, on trouve deux plaques de tissu grisâtre, de même aspect que celui des tumeurs.

L'examen histologique fait par M. Duménil, à l'aide de coupes pratiquées sur l'une des tumeurs enlevées au membre supérieur, après durcissement pendant quatre jours dans l'alcool concentré, a démontré la nature adénoïde du tissu caractérisé par un reticulum fin dont les mailles sont remplies par des cellules arrondies à noyau volumineux dont on enlève une partie par le pinceau.

L'examen du sang fait plusieurs fois avait révélé une légère augmentation dans le nombre des globules blancs.

Obs. II. — Lymphadénome généralisé dans le tissu cellulaire sous-cutané (plus de 500 tumeurs), le cerveau, le cœur, le péricarde, le poumon, le foie, rien dans la rate ni dans les ganglions, par M. Tessier. (Tiré du journal Lyon médical, p. 599, 27 avril 1879, et rapporté dans Revue des sciences médicales, t. XV, p. 187.)

Il s'agit d'un homme de 39 ans, mécanicien, qui depuis la guerre de 1870 ressentait des crampes douloureuses dans les jambes : En 1874, troubles de la miction, plus d'érection. En 1878, paralysie oculaire, diplopie, puis amblyopie, on croit à une ataxie locomotrice, l'iodure de potassium n'amène aucun changement.

Les symptômes de faiblesse augmentent graduellement. En janvier 1879 on constate quelques petites tumeurs sous-cutanées qui augmentent très rapidement de nombre, un mois plus tard on en comptait plus de cinq cents ; pas d'engorgement ganglionnaire. Le sang ne présente pas de leucocythose. Une des tumeurs examinée par M. Pierret fut reconnue pour du lymphadénome.

Peu à peu le malade devient aveugle ; il perd l'ouïe, l'olfaction, puis survient une hémiplégie faciale, l'intelligence restant intacte. Le 2 mars, kérato-conjonctivite suivie d'ulcération des cornées, de fonte de l'œil, le malade tombe dans le coma et meurt.

A l'autopsie, lymphadénome généralisé dans le cœur, la péricarde, les poumons, le foie, le tissu cellulaire sous-cutané, rien dans la rate, le cerveau en est parsemé sur l'origine de tous les nerfs lésés pendant la vie ; la moelle n'a pas été examinée.

Nous avons cité cette observation à raison du grand nombre de tumeurs lymphatiques qui se sont développées sous la peau avec une rapidité telle qu'au bout d'un mois on en put compter plusieurs centaines, il est fort probable, quoique l'on ne puisse rien affirmer à cet égard, la moelle n'ayant pas été examinée, qu'on était en présence d'un lymphadénome survenant comme complication chez un sujet ataxique depuis six ou sept ans.

Nous n'avons pas trouvé dans les auteurs un pareil exemple de généralisation.

Obs. III. — Tumeurs lymphadénoïdes de l'avant-bras et du bras gauche (sarcome globo-cellulaire lymphadénoïde à grandes cellules de Rindfleisch (1). — (Observation présentée à la Société de chirurgie, le 22 octobre 1873, par M. Guyon au nom de M. Heurtaux. Gaz. hebd., 1873, p. 708.)

Minesse (Mathurine), âgée de 26 ans, domestique, est venue consulter M. Heurtaux au mois de mars 1872 pour de petites tumeurs qu'elle portait à l'avant-bras gauche.

Cette fille est pâle, lymphatique, maigre, de faible constitution ; cependant, elle ne paraît pas avoir eu de maladie antérieure et notamment rien qui puisse se rattacher à des accidents scrofuleux ou syphilitiques. Aucun antécédent héréditaire. Elle raconte qu'elle avait au dos du poignet gauche, sur les limites de l'avant-bras, une tache pigmentaire de naissance, qui, il y a dix-huit mois, devint le siège d'une production ressemblant à une verrue. Cette petite tumeur s'est graduellement accrue, a acquis le volume d'une framboise et n'a pas tardé à s'ulcérer ; puis elle s'est boursouflée, est devenue rougeâtre, inégale à sa surface et a pris l'aspect d'un champignon. A cette époque, la malade habitait Rennes et y consulta un médecin qui coupa la tumeur au niveau de son pédicule ; mais, la plaie ne se cicatrisant pas, il fallut faire plusieurs cautérisations pour obtenir la guérison. Il y a un an que cette plaie est guérie et l'on remarque aujourd'hui, au lieu qu'elle occupait, une petite cicatrice déprimée dont l'aspect n'a rien de spécial.

Depuis quatre mois ont paru au côté postérieur du même avant-bras de petites tumeurs qui sont aujourd'hui au nombre de six, sans compter d'autres plus pe-

(1) Bulletin de la Soc. de chirurg., 1875, 1re série.

tites qu'on découvre à la palpation. Mais, chose singulière, la malade affirme que les tumeurs ont varié de nombre et de siège. Cette fille est intelligente; elle donne des renseignements très précis et maintient la réalité de ce qu'elle avance. Ainsi, elle a remarqué que deux ou trois tumeurs se sont montrées tout d'abord à la partie inférieure de l'avant-bras, à peu de distance de la cicatrice, huit mois après la guérison de son premier mal ; que ces tumeurs, après une durée de quelques semaines, ont disparu graduellement, par résolution, sans aucune perte de substance, en même temps que les tumeurs semblables se produisaient dans la même région, mais un peu plus haut. Ce phénomène s'est accompli sans qu'aucune médication ait été instituée.

Aujourd'hui (mars 1872), on compte six tumeurs principales qui, toutes, offrent les mêmes caractères. Elles sont disséminées à la face postérieure de l'avant-bras gauche, mais placées, en quelque sorte, sur deux lignes parallèles remontant vers la partie supérieure et externe de cette région. Toutes sont ovoïdes, à grand diamètre vertical et du volume d'une grosse olive (2 cent. 1/2 de longueur sur 1 cent. 1/2 à 2 cent. de largeur). Sur quatre d'entre elles, la peau a une coloration rosée ou rougeâtre; sur les deux autres, elle conserve sa couleur. Ces tumeurs glissent assez facilement latéralement. La consistance est moyenne, ni molle, ni dure; on n'y trouve point de fluctuation. Toutes ces explorations sont peu douloureuses. Cependant, la malade se plaint de souffrir quand les tumeurs acquièrent un certain développement et qu'elles arrivent à envahir la peau.

D'après le siège et la forme de ces tumeurs, M. Heurtaux est porté à les considérer comme occupant les vaisseaux lymphatiques, et, ce qui le confirme dans cette opinion, c'est qu'en explorant un peu plus haut le trajet des lymphatiques, on trouve au côté externe de l'avant-bras, vers son tiers supérieur, et même au pli du coude, des nodosités très petites, mais bien appréciables, sans adhérence à la peau, et qui semblent annoncer le développement de nouvelles et semblables tumeurs dans un point plus élevé du système lymphatique. La santé générale ne s'est pas altérée depuis le début de ces lésions.

Les ganglions lymphatiques sus-*épitrochléens et axillaires* paraissent absolument intacts; il en est de même des viscères qui n'accusent aucun trouble fonctionnel.

Bien qu'on soit disposé à regarder ces productions comme malignes, le diagnostic reste incertain à cause de la marche insolite du mal. Dans le doute, l'usage interne de l'iodure de potassium est conseillé.

Ce médicament, employé avec régularité, ne produit aucune amélioration. Loin de là, les tumeurs se multiplient, les points où l'on avait senti de petites nodosités *profondes* deviennent le siège de nouvelles productions et l'on peut constater ce que la malade avait elle-même raconté: la disparition de plusieurs tumeurs qui fondent, graduellement, par résolution, dans l'espace de quinze jours à trois semaines, sans laisser d'autres traces qu'une coloration rougeâtre et terne de la peau qui persiste pendant quelque temps et finit par s'effacer.

La malade, incapable de travailler, entre à l'Hôtel-Dieu (service de la clinique chirurgicale) le 4 mai 1872. Les phénomènes mentionnés plus haut se renouvellent sous les yeux des chirurgiens qui se sont succédé dans le service (MM. les docteurs Letenneur, Raingeard et Montfort). Au mois de juillet, on peu compter vingt-cinq tumeurs distinctes offrant toujours les mêmes caractères et paraissant, comme les premières, occuper les lymphatiques. L'avant-bras n'est plus le seul siège du mal ; deux ou trois productions semblables se montrent au côté interne du bras, sur le trajet des vaisseaux huméraux.

Plusieurs des tumeurs de la face dorsale de l'avant-bras ont disparu sans laisser de traces ; cependant il y en a toujours quelques-unes qui persistent en différents points de cette portion du membre.

Les productions morbides étant devenues le siège de douleurs vives, M. Letenneur y pratique, à plusieurs reprises, des injections de morphine au tiers inférieur du bras, sur le trajet des vaisseaux huméraux, une tumeur plus grosse que les autres tend à l'ulcération ; la peau, rougeâtre d'abord, comme sur les autres nodosités, devient violette et s'ulcère. Des injections de morphine ayant été faites dans cette tumeur, on pourrait à la rigueur les accuser d'avoir amené ce résultat ; toutefois, on sera fort disposé à en douter, si l'on remarque que des injections de même nature, pratiquées dans les autres productions, loin de produire un effet semblable, ont rapidement calmé les douleurs et paru favoriser le mouvement de résolution.

Au mois d'août, cette tumeur du bras, ulcérée, se montre constituée par une substance mollasse, fongueuse, friable, un peu saignante ; cependant aucune hemorrhagie n'est survenue. On attaque ce tissu avec la pâte au chlorure de zinc ; des portions s'en détachent, mais cela n'empêche pas la production de prendre un accroissement considérable ; le tissu morbide ulcère largement la peau, proémine et s'épanouit au dehors. 1er novembre. Depuis quelques semaines, l'état de la malade est devenu fort grave. Au côté interne du bras gauche existe une tumeur qui est née au tiers inférieur de cette région et se rattache à son lieu d'origine par un pédicule relativement étroit, ce qui lui donne l'aspect d'un large champignon. Sa surface est excoriée dans toute son étendue, couverte de bourgeons inégaux; la coloration est grisâtre par places, rosée en d'autres points. Toute cette surface est le siège d'un suintement séreux très abondant et d'une odeur fétide qui rappelle les tumeurs malignes ulcérées. La malade éprouve continuellement dans cette production des douleurs qui lui enlèvent presque tout repos.

On trouve, en outre, à l'avant-bras sept ou huit petites tumeurs, non ulcérées, analogues à celles qui ont été décrites au début. Enfin, au bras, à 3 ou 4 centimètres au-dessus de la tumeur principale, on sent une autre petite masse ovoïde située également sur le trajet des vaisseaux; à son niveau, la peau est sans aucune altération et parfaitement mobile.

Quant aux glandes lymphatiques de l'aisselle, elles paraissent toujours intactes, de même que toutes les glandes lymphatiques des différentes régions.

Sa santé a depuis quelques mois subi de profondes atteintes, la malade est très amaigrie, décolorée; le pouls est faible et fréquent; l'appétit presque nul. Aucun symptôme du côté du cœur et des voies respiratoires; point d'altération des urines.

Pour calmer les souffrances, on prescrit à l intérieur des préparations opiacées, et localement l'iodoforme en poudre. Ces pansements ont une importance favorable au point de vue de l'odeur et des souffrances, mais bien qu'on les renouvelle matin et soir, ils n'améliorent pas beaucoup la situation de la malade.

Depuis ce moment, jusqu'à la mort, de nouvelles tumeurs ne se sont pas montrées ; de toutes celles qui existaient, seule, la grosse tumeur pédiculée du bras a augmenté sensiblement de volume. Mesurée le 9 décembre, elle présente son diamètre vertical de 14 centimètres sur 12 centim. de largeur ; son épaisseur est également considérable, ce qui lui donne à peu près la forme d'une demi-sphère.

L'intégrité probable des glandes axillaires et des organes internes fait proposer à la malade l'amputation du membre, mais cette opération est obstinément refusée. L'état général s'aggrave de plus en plus ; l'amaigrissement est excessif, les lèvres complètement décolorées, le pouls toujours fébrile, la peau chaude. L'appétit est absolument nul, et dans les dernières semaines la malade a une diarrhée presque continuelle et vomit de temps à autre les aliments.

La mort survient sans accidents nouveaux, le 25 janvier 1873.

Autopsie le 27 janvier, au matin.

Avant de décrire les tumeurs, disons de suite, pour n'y plus revenir, qu'on n'a trouvé aucune altération dans les poumons, le cœur, le foie, les reins et le tube digestif.— Il n'y avait notamment aucune lésion des plaques de Peyer et des glandes lymphatiques. La rate présentait un volume un peu exagéré, et offrait une induration diffuse de la partie qui correspond au bord antérieur de cet organe. Mais dans cette induration on n'a rien trouvé qui ressemblait au tissu des tumeurs ; on a constaté au microscope qu'il s'agissait seulement d'un épaississement de la trame fibreuse de l'organe.

Les tumeurs de l'avant bras et du bras ont été toutes étudiées, et l'on peut dire que l'examen à l'œil nu et au microscope a donné, pour toutes, les mêmes résultats.—

Le tissu des tumeurs se coupe avec la plus grande facilité; il est très mou et la surface de la coupe tend à faire une saillie légère, ainsi qu'on l'a si souvent indiqué pour les tumeurs encéphaloïdes. L'aspect de la surface coupée est tout à fait cérébriforme, c'est-à-dire que le tissu est d'un blanc opaque, opalin par places, avec des points et des stries rouges indiquant une assez grande richesse vasculaire.

En passant à la surface de la coupe le dos d'un scalpel, on obtient un suc lactescent, opaque, très abondant, ayant complètement l'apparence du suc dit cancéreux. Dans deux ou trois tumeurs le centre est même si mou que le tissu est presque converti en une pulpe crémeuse demi liquide.

La grosse tumeur a la même apparence que les autres et la petite tumeur, qui était en voie de formation au-dessous d'elle, n'en diffère pas non plus.

L'examen au microscope du suc emprunté aux différentes tumeurs montre une masse énorme de grandes cellules très granuleuses dont le volume diffère un peu dans les petites tumeurs et dans la grosse. Le suc emprunté à celle-ci contient des cellules dont les dimensions varient de $0^m.010$ à $0^m,016$ de diamètre. — Dans les petites tumeurs en général, les cellules sont plus grandes, car elles ont en moyenne de $0^m,015$ à $0^m,020$, et même on en trouve quelques-unes qui atteignent $0^m,640$; ces cellules sont presque toutes sphéroïdales, mais quelques-unes se rapprochent un peu de la forme polygonale, ou bien ont des contours irréguliers. Dans leur intérieur on trouve un ou deux noyaux volumineux pouvant aller jusqu'à $0^m,015$ à $0^m,018$ de diamètre et pourvus d'un nucléole brillant.

Jusque-là, tout semble rattacher ces tumeurs à la variété de carcinome décrite sous le nom d'encéphaloïde mais l'étude de la trame, après durcissement de quelques-unes de ces tumeurs dans l'acide picrique, prouve qu'il s'agissait ici de cette variété encore peu connue de tumeurs qu'on a décrites sous le nom de sarcome lymphadénoïde ou de lymphadénome. On ne trouve point en effet les grandes alvéoles qui caractérisent le carcinome, mais une sorte de reticulum fibrillaire circonscrivant les cellules décrites précédemment. Ces amas de cellules sont entourés par les fibrilles du réseau et il faut chasser, avec le pinceau, les éléments cellulaires pour bien apprécier la texture réticulée de cette trame délicate.

L'observation de M. Heurtaux ne peut pas être prise pour un mycosis fongoïde (lymphadénie cutanée), elle en diffère, comme il le fait remarquer plus loin lui-même, par un certain nombre de particularités relatives au siège des tumeurs, aux symptômes et aux lésions anatomiques.

Ainsi une seule tumeur fut cutanée, celle qui a marqué le début de la maladie ; les autres avaient pris naissance plus profondément quoique sus-aponévrotiques et elles n'ont atteint la peau que par envahissement secondaire.

Le mycosis fongoïde ne reste pas localisé aux membres supérieurs et il siège de préférence au tronc ; ici le siège des tumeurs ne dépassa pas le bras et l'avant-bras gauches.

Une douleur violente a accompagné le développement des tumeurs, ce qu'on n'observe pas dans la lymphadénie cutanée.

On n'a pas remarqué non plus, en remontant dans l'histoire de la malade, les taches congestives, les plaques lichénoïdes qui succédant aux précédentes sont accompagnées de prurit et précèdent souvent, de plusieurs années, la manifestation des tumeurs fongoïdes. Ce sont là les phénomènes du début qui, pour Gillot, ne manquent jamais. — Enfin, ici, la cachexie a fait de rapides progrès et la mort est survenue en moins d'un an après le début de la maladie tandis que la durée moyenne de survie, dans le mycosis fongoïde varie de deux à trois ans. — Ajoutons qu'il n'y a eu aucun temps d'arrêt dans l'évolution de la maladie.

Une seule objection tirée de la disparition de quelques-unes des tumeurs pourrait être faite à cette manière de voir; mais si l'on se reporte aux recherches de M. Ranvier, sur la disposition du tissu lymphatique au milieu de la trame du derme sans altération de celui-ci dans le mycosis fongoïde, ce qui explique la disparition possible de ces tumeurs sans qu'il en résulte de cicatrices, ne peut-on pas admettre qu'il puisse en être de même quand cette néoplasie lymphoïde s'est développée dans un réseau à mailles plus larges comme le tissu cellulaire sous-cutané, alors que son développement ne s'est pas fait d'une manière trop rapide?

L'examen anatomique n'a pas démontré qu'on eût à faire à des dilatations lymphatiques, bien que quelques-unes des tumeurs aient paru siéger sur le trajet de ces vaisseaux; il est bien probable, du reste, qu'en pareil cas les ganglions axillaires se seraient pris et nous savons qu'on n'a observé ici aucun retentissement ganglionnaire. Nous croyons donc pourvoir placer ce cas à côté de notre observation personnelle en le considérant comme un exemple de lymphadénomes développés en majeure partie dans le tissu cellulaire sous-cutané. La cachexie n'a pas été ici aussi rapide que chez la femme Labbé, mais chez cette dernière, d'autres tumeurs avaient envahi les ganglions mésentériques. On avait affaire à une forme mixte de lymphadénie hyperplasique et hétéroplasique. — Enfin, il faut peut-être attribuer une certaine part à la grossesse et à l'accouchement dans la rapidité avec laquelle la maladie a évolué et enlevé la malade en deux mois.

Nous donnons maintenant le résumé de deux observations dont l'une appartient à M. le professeur Trélat, et l'autre à M. le professeur Guyon. Toutes deux se rapportent à des lymphadénomes testiculaires ; elles figurent dans le travail de MM. Monod et Terrillon publié dans les Archives générales de médecine, 1879.

Dans ces deux cas, on a observé une généralisation rapide sous forme de tumeurs cutanées et sous-cutanées.

Obs. IV de M. le professeur Trélat (recueillie par M. Letulle, interne des hôpitaux). — Résumée.

G... (Ulrich), 57 ans, entré le 25 juin 1876 pour une tumeur du scrotum déjà ancienne. Antécédents pathologiques nuls ou à peu près. Pas de syphilis. Castration pratiquée le 23 février. L'examen de la tumeur fait par M. Malassez démontra qu'il s'agissait d'un lymphadénome, et le malade sort à peu près guéri en mars. En avril, à la consultation, on constate une récidive dans le testicule opposé. A ce moment on s'aperçoit qu'il existe une tuméfaction de la région temporale, une autre au front, bientôt la tumeur de la région parotidienne a doublé de volume. Une nouvelle tumeur de la grosseur d'une petite noisette est apparue au-dessus de la tuméfaction sous-orbitaire. Elle est sous-cutanée comme les autres. On découvre aussi au niveau de la deuxième articulation chondro-sternale gauche une autre tumeur absolument sous cutanée, grosse comme une noisette, paraissant tenir aux couches osseuses, le malade affirme qu'il avait déjà constaté cette petite grosseur avant l'opération, mais qu'elle s'est accrue depuis.

En août, le malade rentre ; les tumeurs du front et de la région zygomatique gauche ont visiblement augmenté, la peau est violacée, lisse, tendue, sillonnée par de grosses veines bleuâtres. Etat général très mauvais, amaigrissement rapide, diarrhée, vomissements.

En septembre, la tumeur frontale augmente, elle comprime l'œil et cause quelques douleurs profondes, l'ulcération tend à se faire.

La cicatrice dans la région parotidienne où avait existé un noyau ulcéré s'est rouverte, l'orifice laisse suinter une sérosité sanguinolente. Le testicule droit est énorme, un tiers plus gros que le gauche avant l'opération. Mort le 8 octobre.

L'examen du sang n'a pas montré de leucémie, mais seulement de l'hypoglobulie. L'examen histologique des tumeurs du front, de la joue et de la poitrine montra qu'il s'agissait là de productions de même nature que la tumeur testiculaire.

A l'autopsie on trouva de pareilles tumeurs dans le foie et dans les os.

Obs. V de M. le professeur Guyon (recueillie par M. Second, interne des hôpitaux). — Résumée.

Elle se rapporte à un homme de 34 ans, entré à l'hôpital Necker le 11 janvier 1879. Antécédents héréditaires, père cancéreux, frère mort tuberculeux ; antécédents personnels : strumeux, conjonctivites répétées pendant l'enfance, pas de syphilis. Tumeur testiculaire, castration le 14 février 1879. Pansement de Lister. Le malade sort fin mars complètement guéri.

Examen de la tumeur par M. Malassez :

Lymphadénome, cellules lymphoïdes mais pas de réticulum type, lymphome plutôt que lymphadénome pur.

Récidive et généralisation. Le malade rentre le 11 mai 1879 (deux mois après sa sortie). Pendant son séjour à l'asile de Vincennes le testicule droit s'est pris. Il y a trois semaines environ qu'il s'est aperçu par hasard du développement sur le front et sur le haut de la tête de petites tumeurs qui ne lui ont jamais causé aucune douleur. On constate sur le sommet de la tête à gauche de la ligne médiane deux tumeurs, l'une de consistance élastique, molle et comme fluctuante, de plus de 3 cent. de large sur 1 cent. de hauteur, un peu mobile latéralement, la peau est normale.

La seconde située en arrière a le volume d'un pois, très dure et douloureuse à la pression. Au-dessus de la queue du sourcil droit, tumeur adhérente au périoste sur lequel elle est largement implantée, de consistance uniforme, dure, élastique, se continuant presque insensiblement avec les tumeurs voisines, la peau est intacte. Sensation d'étouffements, mouvements respiratoires gênés. L'état général devient plus mauvais. L'examen du sang pratiqué par M. du Castel à l'hôpital Necker à la fin mois de juin 1879 donne :

Globules rouges 2,967,000

« blancs . . . . . . 19,350, soit 1/155

Nous n'avons pu nous procurer la fin de l'observation.

Dans la leucocythémie et l'adénie on peut assigner plusieurs périodes à la maladie, l'une de début ou prodromique, une deuxième période caractérisée par l'apparition des tumeurs, et enfin une troisième terminale ou de cachexie confirmée. Dans la forme qui nous occupe, les prodromes font le plus souvent défaut, pas d'affaiblissement particulier, pas d'amaigrissement, aucune teinte spéciale de la peau qui rappelle la coloration des leucémiques, ni les taches congestives et les plaques lichénoïdes qui préparent la scène dans le mycosis fongoïde.

Ici nous devons nous borner à diviser les symptômes:

1° En signes tirés de l'examen des tumeurs;

2° En symptômes généraux.

Dans l'observation I nous avons vu que les tumeurs sous-cutanées étaient molles, les unes aplaties, d'autres saillantes; que la plupart présentaient une teinte violacée due à la coloration de leur tissu se manifestant à l'extérieur par transparence de la peau; que tout en restant distinctes du tégument elles peuvent s'en rapprocher plus ou moins; qu'en s'accroissant elles l'amincissent et finissent par en amener l'ulcération. Ces ulcérations peuvent se recouvrir de grosses végétations ressemblant aux végétations cancéreuses (Duménil, Heurtaux) et quelquefois elles se gangrènent en masse, laissant à leur place une perte de substance considérable, car si l'ulcération des lymphadénomes purs est très rare, dans les cinq observations que nous rapportons elle n'a fait défaut complètement qu'une seule fois. Dans un cas observé par Darasse (Thèse 1876, p. 15), l'ulcération se montrait sous la forme d'un plateau saillant audessus de ses bords et recouvert d'une eschare grisâtre. Dans l'observation de Heurtaux elle avait l'aspect d'un large champignon donnant un suintement séreux d'odeur fétide.

Bien que les veines (Leudet, Lucke) et les artères aient été quelquefois envahies par le tissu lymphatique, nous n'avons rien observé de ce côté malgré le grand nombre de tumeurs qui dans l'observation I occupaient le pli du coude, et dans l'observation II l'avant-bras gauche. Dans certains cas ces tumeurs sont parfaitement limitées et peuvent s'énucléer aisément ; leur nombre peut être considérable puisque chez la femme Labbé nous avons pu en compter de 25 à 30 ; que M. Heurtaux en a trouvé à peu près le même nombre sur le bras et l'avant-bras gauche de sa malade, enfin dans l'observation de M. Teissier le sujet en portait plus de 500.

Ces tumeurs occupent de préférence les membres supérieurs et particulièrement leur face antérieure.

Quant aux symptômes généraux, on observe un affaiblissement et un amaigrissement plus ou moins rapides avec décoloration de la peau et des muqueuses. La teinte jaune-paille des cancéreux manque dans la diathèse lymphatique ; de la diarrhée, un état fébrile intermittent ou rémittent plus ou moins marqué allant quelquefois jusqu'à une élévation thermométrique de 40° à 41°. Cette fièvre a été très accentuée chez la malade de notre observation I, avec de légères rémissions matinales, elle doit être attribuée au travail phlegmasique dont les productions morbides sont le siège et d'une complication qui peut survenir. On a signalé des hémorrhagies par différentes voies surtout par le nez chez les leucémiques, alors même que les muqueuses sont restées saines. Dans nos observations nous n'avons pas rencontré cette complication, bien que dans deux cas on ait trouvé une légère augmentation des globules blancs.

Nous n'avons pas non plus à signaler ces compressions graves qu'on observe dans les lymphadénomes ganglionnaires.

La mort est inévitable, elle peut être produite par la

cachexie, souvent des inflammations viscérales, pleurésie, péritonite peuvent la précipiter.

On ne peut guère tracer un tableau général de la marche des lymphadénomes sous-cutanés, puisque dans les cinq observations que nous rapportons dans cette étude il s'en trouve quatre où des lymphadénomes ont été observés dans d'autres organes : ganglions mésentériques, foie, système nerveux, testicule, etc., mais on peut dire déjà que *la généralisation superficielle de ces tumeurs non ganglionnaires imprime à l'affection un caractère de malignité insolite*. Dans les cas empruntés à MM. Trélat et Guyon la généralisation s'est faite en quelques mois; dans l'observation III la durée de la maladie a été d'un peu moins d'un an, mais dans notre observation personnelle la marche a été d'une rapidité exceptionnelle, car il paraît bien avéré que rien ne s'était manifesté avant l'accouchement, sauf une petite tumeur ganglionnaire de l'aisselle qui a apparu dix jours avant. Ce ne serait que quinze jours après la délivrance que les lymphadénomes sous-cutanés auraient débuté, ce qui donne à peine deux mois de durée à l'évolution de la maladie. Le fait de l'accouchement a-t-il été pourquelque chose dans cette rapidité? C'est fort probable, la grossesse n'amène-t-elle pas un certain trouble dans les fonctions hématopoiétiques, hypoglobulie, augmentation plus ou moins marquée des globules blancs, hydrémie ? Et enfin l'accouchement par le sang qu'il soustrait à l'organisme, par la plaie placentaire qui constitue un réel traumatisme, ne met-il pas l'économie dans un état particulier de réceptivité morbide ? On ne le constate que trop souvent ; on peut donc en inférer que l'état puerpéral dans notre cas a fourni aux tumeurs un terrain favorable à un développement rapide qui a précité le dénoûment.

Ce que nous venons de dire en énumérant les symptômes généraux qu'on observe dans cette affection pourrait tout aussi bien s'appliquer au cancer qu'au lymphadénome, aussi le diagnostic clinique de ces tumeurs est loin d'être simple. Dans notre observation I il a offert de grandes difficultés. On pouvait se demander si on n'avait pas affaire à des gommes, mais ces productions n'en avaient pas l'apparence ; les renseignements fournis par la malade ne révélaient rien qui pût faire penser à une infection syphilitique. On ne pouvait davantage s'arrêter à l'idée qu'on était en présence d'un cas de farcin chronique, car le farcin occasionne des abcès. Fallait-il croire à des tumeurs fibro-plastiques? Mais celles-ci sont rarement multiples, leur aspect, leur consistance ne se rapportent pas à ce que l'on observait ici; enfin, l'état général qui reste bon pendant très longtemps dans les cas de tumeurs fibro-plastiques (comme M. Besnier (1) en a publié un exemple très remarquable) était ici des plus mauvais. Ces tumeurs se déplaçaient assez facilement, latéralement, sans adhérences à la peau pour la plupart; si l'on avait eu affaire à des kystes sébacés on aurait trouvé de l'adhérence, dès le début, au tégument. Quant à la scrofule, un examen rapide de la malade ne permettait pas de s'y arrêter, en effet, cette femme n'avait pas l'habitus strumeux, pas de cicatrices dans la région cervicale, ni aux membres inférieurs, pas de conjonctivites répétées pendant l'enfance, enfin la scrofule est une affection du premier âge, et cette femme avait 33 ans. En outre, le traitement interne, qui est la pierre de touche de la scrofule, ne donnait rien ici. Ce qui contribuait à embarrasser le diagnostic, c'é-

(1) Annales de dermatologie, 1880, p. 25.

tait précisément l'absence de ganglions volumineux engorgés, à l'exception du ganglion axillaire qui, en raison de son petit volume, n'a pas attiré assez l'attention.

Ce n'est qu'à l'autopsie, où l'aspect cérébriforme des tumeurs sous-cutanées et la concomitance des ganglions de la cavité abdominale a mis sur la voie du vrai diagnostic, que l'examen microscopique des tumeurs est venu confirmer complètement.

Dans l'observation de M. Heurtaux le diagnostic est resté également incertain jusqu'à l'autopsie ; il en a été de même pour le cas rapporté par M. Teissier, de Lyon.

Cette difficulté d'asseoir le diagnostic est d'autant plus regrettable qu'on peut être tenté d'intervenir chirurgicalement, comme cela est arrivé, par exemple, pour des lymphadénomes du testicule (1), l'opération, bien loin d'être de quelque bénéfice au malade, n'aura d'autre effet que de produire une généralisation rapide et d'amener la mort à bref délai.

M. le professeur Trélat a très bien montré, dans une leçon clinique sur les lymphadénomes testiculaires, comment une généralisation se faisant par des tumeurs isolées, éloignées du foyer primitif du mal, à une époque où rien encore dans l'état du malade n'indique une cachexie avancée, peut singulièrement éclairer le diagnostic, et, en même temps, faire éviter une opération intempestive. Et, pour montrer combien l'erreur est facile à commettre, il ajoute : « ..... Mais vous êtes en présence d'un malade non cachectique, qui vous consulte pour une tumeur bien circonscrite, et si par hasard vous lui trouvez sur un autre point du corps quelque autre petite tumeur, vous apprenez qu'elle n'a ni histoire ni manifesta-

(1) Monod et Terrillon. Arch. gén. de méd., 1879 (observation de M. le prof. Trélat.

tion. Le malade ne s'en doute pas, elle ne lui fait ni mal ni gêne, et elle est si petite : quelque obscur petit lipome, sans doute, vous passez outre, et votre diagnostic est perdu. »

Il est donc nécessaire d'examiner la surface cutanée avec le plus grand soin, de se livrer à une exploration complète du malade. On insistera sur la forme, la coloration et la multiplicité des tumeurs; un ganglion dans l'aisselle, dans l'aine, ou la coexistence de tumeurs ganglionnaires dans l'abdomen, révélées par la palpation ou traduisant leur présence par des symptômes de compression, sont autant de phénomènes qui viennent puissamment dans les cas douteux éclairer le diagnostic. On devra faire aussi à plusieurs reprises l'examen du sang.

Le traitement, malheureusement, devra se borner à bien peu de chose ; il sera seulement médical. C'est l'état cachectique qu'on devra chercher à combattre par les toniques, le quinquina sous toute les formes, l'alcool. M. Verneuil a obtenu quelques bons effets avec les préparations phosphorées. L'iodure de potassium doit être abandonné. L'huile de foie de morue, les eaux thermales chlorurées sodiques sont indiquées. Quand les douleurs seront vives on pourra faire au niveau des tumeurs des injections morphinées. Les ulcérations laissant suinter un liquide sanieux seront détergées à l'aide de l'alcool camphré ou de solution phéniquée.

CONCLUSIONS.

1° Les lymphadénomes peuvent se développer sous forme de tumeurs multiples dans le tissu cellulaire souscutané. (Obs. I, II, III.)

2° Cette généralisation implique une rapidité particulière dans la marche de la maladie.

3° Dans cette forme, les ganglions des régions occupées par les tumeurs n'ont pas de tendance à se prendre, mais on observe fréquemment la coïncidence de lymphadénomes dans des organes éloignés : ganglions mésentériques et tissu cellulaire rétro-péritonéal, encéphale, cœur, testicule, reins, la rate exceptée.

4° Ces tumeurs peuvent s'ulcérer, contrairement à ce que l'on observe dans la leucémie, l'adénie et les lymphadénomes ganglionnaires partiels. (Obs. I, II, III, IV, V.)

5° Comme pour les lymphadénomes en général, c'est dans l'âge adulte qu'on rencontre ces tumeurs.

6° On trouve dans la moitié des cas une légère augmentatiou du nombre des globules blancs.

7° La mort est la terminaison constante.

Le traitement doit être seulement palliatif.

INDEX BIBLIOGRAPHIQUE.

Thèse AUDINEAU, 1872. Du lymphosarcome.

— GROCLER, 1873. Du lymphadénome.

— GOGLIOSO, 1874. Histoire du lymphosarcôme malin.

— DEMANGE, 1874. Etude sur la lymphadénie.

— DARASSE, 1876. Sur le lymphadénome.

— DAYMARD, 1879. Sur le lymphadénome.

CORNIL et RANVIER. — Histologie pathologique.

VICHOW. — Pathologie des tumeurs, t. II.

Id. — Archives d'anatomie pathologique.

VERNEUIL et TRÉLAT. — Société de chirurgie, 1872.

HEURTAUX. — Bulletin de la Société de chirurgie, 1875.

MONOD et TERRILLON. — Arch. gén. de méd., 1879. Lymphadénome du testicule.

LEDENTU et LONGUET. — Art. Lymphatique. Dict. de méd. et de chir. pratiques.

LABOULBÈNE. — Nouveaux éléments d'histologie pathologique.

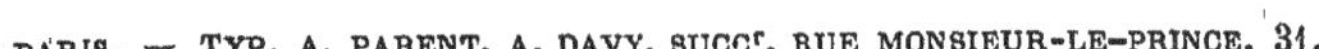

PARIS. — TYP. A. PARENT, A. DAVY, SUCCr, RUE MONSIEUR-LE-PRINCE, 31.

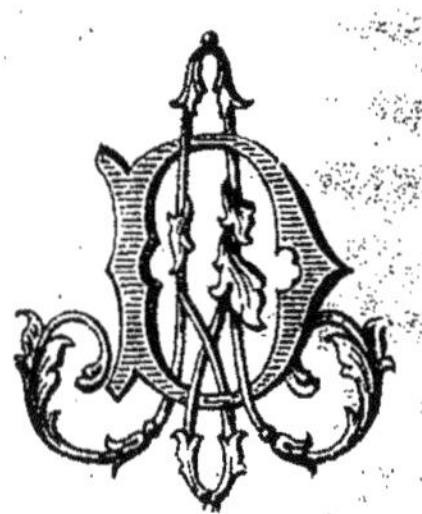

www.ingramcontent.com/pod-product-compliance
Ingram Content Group UK Ltd.
Pitfield, Milton Keynes, MK11 3LW, UK
UKHW020412220726
13923UKWH00004B/1908

9 782019 661151